LA DIETA
DEL SENTIDO COMÚN

El arte de adquirir
hábitos saludables en el comer

Judith Mestre

Flor de lis 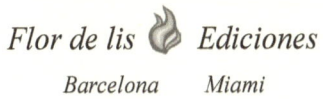 *Ediciones*

Barcelona   Miami

PORCIA EDICIONES, S.L.
C/ Aragón 621 4º 1ª - Barcelona 08026 (España)
Tel./Fax (34) 93 245 54 76
E-mail: porciaediciones@yahoo.com

13155 SW 123 Ave. Unit 11 - Miami, FL 33186-5943 (USA)
Toll Free: 1 (866) 828-8972
Tel. (1) 305 364-0035
E-mail: porciaediciones@yahoo.com

www.porciaediciones.com

FLOR DE LIS 🔥 EDICIONES es un sello de PORCIA 🔥 EDICIONES.

2ª edición: enero 2015
ISBN: 978-1507578766

Impreso en EE.UU.
Printed in USA

Índice

He aquí que os he dado toda planta que da semilla, que está sobre toda la tierra, y todo árbol en que hay fruto y que da semilla; os serán para comer.

GÉNESIS 1:29

¿O ignoráis que vuestro cuerpo es templo del Espíritu Santo, el cual está en vosotros, el cual tenéis de Dios, y que no sois vuestros?

1 CORINTIOS 6:19

Agradecimientos

Quiero dar las gracias a las personas que han cocinado para mí a lo largo de mi vida, empezando por mi madre, que pasó incontables horas en la cocina preparando la comida y cargando con la cesta de la compra muchos años; ella me ha transmitido el amor y la dedicación en la cocina sin escatimar tiempo para cuidar de mi familia. A mi abuela María y a mi tía María, de Tarragona, por el amor destilado en su pequeña cocina y por el pan tostado con mantequilla cuyo sabor y olor nunca olvidaré.

También debo agradecer a René Lévy, digno sucesor de Georges Ohsawa, que fue el hilo conductor durante más de cuarenta años de esa sabiduría oriental en su alquímica cocina de Cuisine et Santé (Francia), y a Beatriu Alabart, alma máter del restaurante Miquetes Màgiques de Barcelona (España), de quien asimismo aprendí algo de ese toque mediterráneo tan exquisito y especial en sus platos. Y, por supuesto a Dolors Mussons, que cocinó para mí y para mi familia cuando yo no podía hacerlo. Los tres han sido un ejemplo para mí de que la vida sencilla transportada a nuestros platos es una clave principal en nuestra salud física e integral.

A Yolanda Gruehl, querida amiga y ser humano con un gran corazón, por su apoyo y sus amorosos cuidados a mi familia y a mí misma en tiempos de necesidad.

Doy las gracias a Dios por haberme dado una hija, Aida, sana y preciosa, engendrada a base de amor y arroz integral, y un marido, José Luis, paciente y abnegado, cuyas exigencias en lo tocante a la comida han sido un reto constante los últimos quince años, que me ha ayudado a esforzarme por hacer malabarismos en la cocina y a entender que, pese a todo, siempre existe un plato delicioso para cada paladar. Sus consejos astrológicos, de editor y su buen corazón, unidos a su aliento, han sido pilares que me han animado a escribir este libro y a fijar ¡hasta la fecha mejor para su publicación! Ojalá que Dios me dé salud para poder seguir cocinando para ellos muchos años.

A las personas que han acudido a mí en busca de consejo para cocinar platos saludables y alimentarse mejor también les doy las gracias, porque han sido el motor que me ha impulsado a seguir dando de mí y a ser el pan de cada día para todos.

A Aleida Geada, por su tenaz esfuerzo y horas dedicadas a pasar correcciones y cambios del borrador hasta dejarlo en condiciones óptimas para que el lector pueda leer bien el libro; y a elaborar la bonita portada y contraportada a partir de dos imágenes y el texto.

Y a mis Maestros eternos, infinito amor y gratitud por inspirarme todos los días a seguir realizando mi misión en esta vida y a trabajar para servir y esforzarme por ser una persona mejor cada día, porque... YO SOY la Resurrección y la Vida de mi salud perfecta en cuerpo, mente y alma.

Introducción

2011 ha sido, sin duda, un año difícil. De muchas pruebas para muchos de nosotros. 'Un montón de karma', dirían algunos... Pero ya ha pasado; y es hora de resurgir como el ave fénix, con una página en blanco.

Y ahora nos preguntamos: ¿qué escribimos en ella?

Me propongo con este libro hablar sobre comida y compartir contigo algunas experiencias divertidas sobre el asunto de comer en los Estados Unidos; explicar en términos sencillos que no es cierto que tengas que entrar en esa rueda de estimulantes para seguir adelante o que se va a encarecer demasiado tu presupuesto familiar con la comida.

Todo lo contrario: verás que comer bien y sano es mucho más barato de lo que pensabas y que, cuando lo haces, cuentas con la verdadera energía que tu cuerpo y tu mente necesitan, de manera que no tienes que depender de esos hábitos como tomar café que, en lugar de darte energía, te la quitan. Las soluciones divinas suelen ser, en realidad, económicas.

Solemos pensar que comer alimentos buenos y saludables es muy caro. Además, la mayoría andamos tan ocupados y ocupadas con el trabajo —o los trabajos—, con atender a la familia y la casa, que la comida pasa a ocupar uno de los últimos lugares en la lista de prioridades.

Quizás optes por comprar comida precocinada o cocinada porque no tienes mucho tiempo —ni ganas, esa es la verdad— de cocinar. Para colmo, tomas estimulantes (café o tés con cafeína y otras sustancias) con la idea de que van a suplir la energía que tu cuerpo y tu mente no reciben con los alimentos, de manera que entras en una reacción en cadena: más alimentos químicos o procesados, más estimulantes, y así sucesivamente hasta que el cuerpo no aguanta más y termina por enfermarse.

Haz la siguiente prueba, muy sencilla: pásate un día entero sin tomar ningún estimulante (ningún café, té con cafeína ni suplementos de ninguna clase). Fíjate en cómo estás a media mañana, y por la tarde: ¿te sientes cansado? ¿Muy cansado? ¿Somnoliento, quizás? Pues bien, obsérvate: ahora te has dado cuenta de cómo está tu cuerpo en realidad.

No te engañes: tu cuerpo necesita corregir los hábitos de alimentación y comer lo que de verdad necesita, no lo que has creído o te han hecho creer que necesita.

Te invito a reflexionar sobre algunas cuestiones que te pueden ayudar en este peliagudo asunto de comer de manera saludable, ya que cada persona es diferente y a ella le corresponde decidir, al fin y al cabo, qué se va a llevar a la boca cada día.

Encontrarás, además, en las siguientes páginas algunas pautas que te pueden ayudar a economizar cuando hagas la compra de productos naturales y a comer de manera más saludable.

Verás que no he puesto citas ni fuentes de otros autores. Lo he hecho a propósito; porque mi meta es que aprendas a acudir a tu verdadera *Fuente*, la fuente universal e infalible de que disponemos cada uno de nosotros: gratuita y disponible las veinticuatro horas del día.

Me daría por satisfecha si puedo ayudar a que adquieras un poco más de «conciencia» o sentido común de ahora en adelante cuando vayas a hacer la compra o cuando abras la nevera y decidas qué vas a cocinar; que adquieras verdadero poder sobre tu salud y bienestar adquiriendo poder en tu cocina.

¿Listos? ¡Ponte el delantal de la conciencia infinita!

1

¿Pescado fresco o frío?

Viviendo en los Estados Unidos uno se acostumbra a situaciones confusas o hasta divertidas como por ejemplo la que ocurre con el pescado fresco. Hace poco, mi esposo estaba en un supermercado donde solemos comprar y le preguntó al hombre que vendía pescado: ¿es fresco? El tipo, con tono amable y servicial, le respondió: Sí, por supuesto, lo descongelamos todos los días...

Esta situación, que puede antojarse de lo más normal en este país americano, suena francamente a broma en muchos otros países donde pescado fresco significa «que se acaba de pescar y no ha sido congelado». Por supuesto que está frío (más que fresco) porque ha estado en el mar y suele venderse expuesto encima de pedazos de hielo o en cámaras frescas. Pero no ha pasado por el proceso de congelación. Claro que si en la Florida vendes pescado de Alaska o de Chile, como ocurre con el salmón, tiene que congelarse, a menos que después de pescarlo lo manden a un avión que lo traiga a Miami y lo lleven a la tienda sólo llegar. Si así fuera, ese pescado no estaría menos de veinticuatro horas viajando por medio mundo. Y pese a todo, habría que comprarlo y consumirlo enseguida para que mantuviera su calidad de «fresco», la cual, aun así, habría que ver hasta qué punto se mantiene. Por eso, es mejor que se compre en una zona más cercana de donde se ha pescado.

Otra costumbre que me ha llamado siempre la atención en este país norteamericano es que jamás se sirve en un restaurante un pescado con la cabeza. ¡Sacrilegio!

Los camarones —que en mi país se llaman «gambas»— tienen que servirse allí casi obligatoriamente con cabeza, porque aparte de ser la parte más sustanciosa del pescado (donde hay más vitaminas y minerales) nos indica lo fresco que es. Y ni que decir tiene de una paella. Muchas personas piensan que la gracia de la paella está en una buena sazón o en el azafrán, que le da ese tono tan amarillo. Lo cierto es que la verdadera paella —no la de las fotos publicitarias— se hace sin azafrán (así la ha hecho mi madre toda la vida), porque lo que le da ese sabor tan rico y peculiar es precisamente un buen marisco, un buen pescado, fresco de verdad y, por supuesto, ¡con cabeza!

Si ves un pescado en la pescadería y quieres saber lo fresco que es, fíjate en los ojos: ¿son de un color mate, apagado? ¿O, por el contrario, se ven brillantes, transparentes y casi «vivos»? En este último caso, el pescado tiene muchas posibilidades de ser fresco de verdad, aunque con la tecnología de este país, quién sabe, quizás alguien se haya inventado algún potingue que mantenga los ojos del pez con ese aspecto, aunque lleve pescado dos semanas. Todo es posible...

¿Sabías que a la mayoría de salmones que comemos en zonas alejadas de donde se crían les añaden colorante para que tenga ese tono anaranjado tan vistoso en el plato? Tenlo en cuenta la próxima vez que vayas a pedirlo en tu restaurante favorito o lo veas en la pescadería.

La otra cosa que me llama la atención es que cómo es posible que en un lugar rodeado de agua, como es la Florida, un estado situado entre el océano Atlántico y el Caribe, tengas que comprar en el supermercado pescado que viene de Colombia, de Ecuador, de Alaska o de Chile. Es sumamente difícil comprar pescado «fresco» de verdad a menos que recorras veinte millas (unos 35 km) para ir a un lugar a la orilla del mar donde venden pescado de la zona pescado en las últimas horas. De verdad que suena increíble, pero así es; puedo dar fe de ello porque me he recorrido un montón de lugares buscando pescado fresco y, sí, por supuesto que te dicen que lo es, pero bueno, quién se va a tomar la molestia de averiguar cuándo lo pescaron y dónde: la mayoría de vendedores no tienen la menor idea de la procedencia de lo que venden; y la gente está demasiado ocupada y preocupada con otras cosas como para buscarle los tres pies al gato. Además, el consumidor americano medio está tan poco acostumbrado a comer pescado fresco y de buena calidad, que lo que le sirven ya le está bien; mientras le llene la panza y le digan que es pescado, fantástico. Y si nos aseguran que tiene Omega 3, ¡no me lo puedo perder...! Si no, alguien se ocupará de echarle alguna pócima mágica que disimule ese saborcillo y olorcillo que lo delata en cuanto le ha pasado la fecha de frescura...

Hace pocos días, sin ir más lejos, compré una bolsa de mejillones de roca (los pequeños), muy apreciados y sabrosos en muchos lugares... excepto en la Florida. Cuál no sería mi sorpresa al sacar unos cuantos (los que estaban claramente cerrados) y cocinarlos sobre el arroz. Cuando ya los tenía en el plato, y los fui abriendo uno a uno, ¡no había nada dentro! El simple espectro de lo que un día fue un mejillón... Por supuesto, el resto que había en la bolsa lo tuve que tirar a la basura.

Realmente es inconcebible, por no decir vergonzoso, que algunos restaurantes de veinte dólares el plato te sirvan pescado con ese sabor hediondo y te lo vendan como plato fresco. Intolerable en muchos países; y no me refiero sólo al sur de Europa. Me consta que en Ecuador, Colombia y en mucho otros países latinoamericanos con un nivel de vida económicamente inferior al de los EE.UU. se consume pescado recién pescado, valga la repetición.

No pierdo la esperanza de que la grandeza de los Estados Unidos y de sus habitantes llegue también a sus platos y a sus paladares...

2

La pasta no tiene la culpa

Suelen decirnos amigos e incluso médicos que dejemos de comer alimentos que contienen grandes cantidades de azúcar. Y, por supuesto, la pasta es uno de ellos.

Pero ¿por qué no se pone tanto énfasis en los pastelitos de todo tipo, color y forma que come la gente con total impunidad y a su libre antojo casi todos los días? ¿O, sin ir más lejos, al pan (cubano, o al que sea)?

Quienquiera que haya estado en Italia, habrá comprobado que la mayoría de sus habitantes están más delgados (o menos obesos) que los que viven en los Estados Unidos. Y eso que comen pasta religiosamente todos los días de su vida: espaguetis, fusilli, linguine, papardelle, fettucini, etcétera, etcétera.

Y lo mismo se puede decir del pan. En muchos lugares del mundo se come pan, y la gente no engorda como en los EE.UU. ¿Qué tiene el pan en este país que engorda tanto?

Independientemente del contenido dietético del pan, que sin duda es diferente en este país por la cantidad de químicos con que se elabora y procesa toda la comida, basta con un simple ejercicio: tocarlo. Si presionas suavemente una barra o un pedazo de pan en el supermercado, antes de comprarlo, comprobarás fácilmente que al tacto resulta mucho más blando que el que encuentras en otros países. La mayoría de panes tipo 'baguette', cuando los partes son elásticos ¡como un chicle! Sí, es cierto que también hay pan más duro aquí, pero no abunda. Además, te diré que si te detienes a leer las etiquetas (cosa que debemos hacer siempre), te sorprenderá descubrir que la mayoría de los panes integrales llevan azúcar añadido. ¿Qué curioso, verdad?

Esa textura blanda se consigue sobre todo con la levadura, una sustancia que sirve para hinchar el pan cuando se cuece. Eso hace que al ingerirlo se hinche en nuestro estómago y tengamos la sensación de saciedad que tenemos con el pan. Pero eso no quiere decir que nos hayamos alimentado más o mejor, simplemente que la levadura se ha hinchado con el líquido de nuestro estómago y se está digiriendo. Si te acostumbras a comer pan sin levadura (lo mejor y más barato es hacérselo uno mismo, es muy fácil) notarás que no tienes esa sensación de «lleno» en el estómago pero, en cambio, sentirás una digestión más ligera y no tendrás esa pesadez que da el pan comercial. Además, no te incitará a beber tanto. Y, sin duda, te habrás alimentado mejor, porque tu pan no lleva conservantes ni productos químicos ni azúcar añadido.

3

Cada día es domingo

Cuando era pequeña, solía oír a mis padres explicar que durante su infancia y juventud el domingo era el día de la semana en que podían disfrutar de una comida «especial». Eso quería decir que el domingo comían carne y algo más que no podían comer el resto de la semana. De lunes a sábado el menú era mucho más restringido: a menudo sopa —de tomillo o algo más— con alguna rebanadita de pan y un poquito de aceite de oliva, y un plato con verduras, huevos, pan o fruta. En muchas familias se vivió gran escasez, pero lo cierto es que también había gente con kilos de más, si bien no era normal ver exceso de peso entre niños o jóvenes como sí se ve hoy en día.

Pero claro, estamos hablando de hace más de cincuenta años en la España de la posguerra, un período de gran carestía y escasez para gran parte de la población en el continente europeo. Mas no debemos olvidar que así ha sido para la mayoría de la gente en años y siglos precedentes. El cuerpo humano es el mismo desde hace miles de años, pero lo que introducimos en él ha ido variando por diferentes causas.

Desde el último tercio del siglo xx en adelante, en la mayoría de los países desarrollados, incluidos los Estados Unidos y Europa, la alimentación ha cambiado drásticamente.

Ya apenas existe diferencia ente los que comemos de lunes a viernes y el menú del fin de semana, salvo si no es porque tenemos algo más de tiempo para cocinar el fin de semana y por el célebre «brunch» americano (una fusión ente el desayuno —*breakfast*— y el almuerzo —*lunch*—), que se come a media mañana.

Por el resto, se podría decir que cada día comemos más o menos lo que nos apetece y en la cantidad que nos apetece. Vivimos una época de abundancia y ya no hay restricciones en los países del primer mundo. Tener libertad para comprar y comer alimentos de buena calidad es ciertamente un lujo del que carecen gran parte de habitantes del mundo; pero ser tan indulgente con el ejercicio de ese derecho por supuesto ha pasado y está pasando factura a los que lo ejercitan.

La verdad es que no he visto un país donde en la mayoría de restaurantes se sirvan platos tan abundantes como los que he visto en los Estados Unidos. Podría hablarse de fuentes, más que de platos... ¿Verdaderamente se necesita toda esa cantidad de comida para estar «bien alimentado»?

4

El azúcar: el mayor veneno para nuestro cuerpo

No te asustes, por favor.

Es verdad que muchos alimentos contienen azúcar y que el azúcar es necesario en nuestro organismo. Pero debemos aprender a clasificar los distintos tipos de azúcar y experimentar los efectos que producen en nuestro organismo.

Al calificarlo de «veneno» me estoy refiriendo en primer lugar al azúcar refinado que hoy día invade gran parte de los alimentos que llegan a nuestra mesa: desde los cereales del desayuno instantáneo que venden en esas típicas cajas rectangulares hasta el propio salmón ahumado, que también lleva azúcar añadido.

Es un hábito muy extendido entre la gente latina añadir azúcar a los alimentos y a las bebidas porque la caña de azúcar crece en muchos países latinos (sobre todo en Centroamérica y en el Caribe) y ha sido motivo de no pocos abusos y desatino; sin ir más lejos, la esclavitud, que enriqueció a muchos en los siglos XVII y XIX*.

---

* Véase José Luis Belmonte, *Karma con el dinero*. Porcia Ediciones, Barcelona, 2009.

El azúcar es el origen de numerosas enfermedades, sin ser la más obvia la diabetes (una verdadera epidemia en los EE.UU.) o el cáncer (se sabe que las células cancerosas se alimentan sobre todo de azúcar). No he visto en ningún otro país tanta publicidad televisada sobre medicamentos (para todo tipo de dolencias, entre ellas la diabetes). Lo más estremecedor es cuando al final del anuncio se recitan una serie de efectos secundarios que puede producir el mencionado medicamento, a cuál más aterrador (incluida la muerte).

¿Qué nos dice eso?

¿No será que estamos viviendo en una sociedad enferma llena de gente enferma? ¿Qué futuro les espera a nuestros hijos?

Hazte esta simple pregunta: ¿conoces a tres personas mayores de 75 años que tengan buena salud? Sólo tres. Si vives en los Estados Unidos, seguramente tendrás que pensar bastante. A mí me cuesta encontrarlas.

Conozco a personas en este país —y en otros— que han contraído alguna enfermedad pese a tener un estilo de vida aparentemente saludable. Imagínate las que no lo tienen...

Por paradójico que parezca, empieza a pasar en los Estados Unidos lo que en la India. Decía un amigo mío que es cuestión de días estar en la India y padecer algún tipo de dolencia, a causa de la comida y la falta de condiciones higiénicas con que se prepara. Y los que hemos viajado a ese país sabemos que lamentablemente suele o solía ser así... En los Estados Unidos las condiciones higiénicas por supuesto son otras, y quizá no sea cuestión de días enfermarse, pero sí de meses o de pocos años. Sólo pensemos en las personas que desde otros países han ido a vivir una temporada al gigante americano. ¿No es cierto que la mayoría ha engordado un poco... o bastante? Pero ¿por qué pasa eso de manera tan palpable y rápida en este país y no en los demás? ¿Te lo has preguntado alguna vez?

Tampoco te dejes llevar por esa corriente moderna de los edulcorantes, tipo sacarina o lo que sea que endulce. Son productos químicos, es decir, sintetizados en un laboratorio, y, en muchos casos, sus efectos todavía pueden ser más perniciosos.

No te dejes engañar por las dietas que evitan los carbohidratos. Los hidratos de carbono son necesarios para el cuerpo porque son precisamente el carbón que necesita para hacer las actividades diarias, como el carbón que se echaba a los trenes de antaño. Es mejor que tomes los que se conocen como «azúcares de combustión lenta», una forma de hidrato de carbono que no te perjudica la salud y que cumple con sus funciones necesarias para el cuerpo. Son, por ejemplo, el arroz (mejor el integral) y los demás cereales en grano —incluida la pasta tradicional, que es trigo.

Si saturas tu cuerpo de azúcar rápido, como el que se encuentra en las bebidas azucaradas (sodas) o en pastelitos y dulces de todo tipo (incluido el chocolate, que lleva gran cantidad añadida), los efectos negativos sobre tu salud no tardarán en manifestarse.

Es mejor que los evites y comas —con moderación— los que he mencionado antes. Y si tienes ganas de comer algo dulce, te puedes hacer tú mismo un postre sencillo con frutas o frutos secos, como dátiles, pasas, nueces, etc.

Pero recuerda siempre que el postre no tiene que ser tu plato principal y, desde luego, la mayoría de restaurantes en los EE.UU. harían un gran favor a sus clientes si redujeran a la mitad las generosas porciones que les sirven.

5

La clave: el hábito sí hace al monje

Quizás hayas oído ese refrán español que dice «el hábito no hace al monje». Significa que lo que hace de verdad que un individuo sea y se sienta monje no es su apariencia externa, sino lo que siente y es por dentro y lo que practica. En este capítulo hago un juego de palabras con el vocablo «hábito», no en el sentido del refrán sino en su acepción equivalente a 'costumbre'.

¿Por qué será que nos cuesta tanto adoptar una nueva dieta, por muy convencidos que estemos de sus bondades?

Porque nos cuesta cambiar nuestros hábitos.

Pero, ¿por qué nos cuesta tanto cambiar nuestros hábitos?

Porque están profundamente arraigados a nuestras emociones; lo que en el lenguaje espiritual se conoce como «el cuerpo emocional», que es aquel donde se alojan. Y han estado viviendo en nuestro cuerpo muchos, muchos años. Probablemente, muchas vidas.

Seguramente también tú, como muchas personas me han comentado, estarás comiendo de una determinada forma que era la que te enseñaron cuando eras pequeño, cuando comías lo que tu mamá cocinaba y te ponía en el plato. Ahora, muchos años después, resulta que esa comida no te está ayudando a mantener tu cuerpo lo saludable que lo desearías tener.

De modo que ese hábito de comer de una manera concreta nos acompaña desde hace muchísimo tiempo. Y como «fiel» compañero de viaje, no desea que lo abandonemos. Forma parte de lo que algunas personas conocen como «el dragoncito» que vive dentro de nosotros, aquella parte en nuestro interior —San Pablo le llamaba «la mente carnal»— que no desea que progresemos ni triunfemos en los propósitos más elevados de nuestra vida. Y, desde luego, tener buena salud es uno de ellos.

Así que no te dejes engañar: cada vez que te entre un deseo irrefrenable de comerte una caja entera de galletas de chocolate, quien te está diciendo «cómetelas, no te hará daño» o te haga sentir muy desgraciado, arrepentido o culpable después de habértelas comido es el mismo: «tu propio dragoncito».

Y a propósito de las galletas de chocolate, ¿por qué será que en los Estados Unidos tienen el tamaño gigante que tienen?

La clave está en alcanzar un punto de equilibrio; y mantenerlo. Pero ¿cómo adquirimos ese punto de equilibrio?

Mediante el discernimiento, que es el que nos guía y nos da una cosa muy poco común, a decir de algunos, que es el sentido común; ese sentido común que debería animarte a comer cosas saludables y a no tener apegos ni dependencias emocionales de sustancias como el café o el azúcar en sus múltiples disfraces. Aquel que debería hacerte rechazar una caja de galletas de chocolate solo con probar una, porque notarías en la boca ese sabor empalagoso del azúcar refinado. Sí, por supuesto que podemos hacer una excepción, «un día es un día», nos decimos a veces; el problema surge cuando nos aficionamos a esa excepción y empezamos a aplicarla más veces hasta que al final se convierte en un hábito, como el de fumar sólo un cigarrillo al día o tomar «sólo» un café al día. ¿Dónde trazamos el límite?

Tal vez sea bueno llegado este punto plantearnos cuál es la meta de comer. ¿Por qué comemos?

Obviamente, y en primer lugar, para proveernos de las sustancias necesarias que ayudan a nuestro organismo a realizar sus funciones vitales. Eso sería desde el punto de vista fisiológico o biológico. La definición de la Real Academia de la Lengua Española del verbo 'comer' en este contexto es «Masticar y desmenuzar el alimento en la boca y pasarlo al estómago». El Diccionario de uso del español de María Moliner lo explica un poco más distinguiendo dos acepciones: 1ª, «en sentido amplio, tomar alimentos por la boca»; 2ª «en sentido restringido, tomar alimento sólido» (*Diccionario de uso de español*, María Moliner, Madrid: Ed. Gredos, 2ª ed., 3ª reimpr., 2001).

En segundo lugar, desde el punto de vista espiritual o filosófico, la comida debería ayudarnos a llevar a cabo nuestras metas en la vida, lo que en algunos círculos espirituales se conoce como la misión o incluso el plan divino. ¿Cuál es el verdadero propósito de tu vida? ¿Has venido a enseñar a niños, a escribir libros que inspiren a los demás a ser mejores personas o a cuidar a personas mayores e incapacitadas? ¿O tal vez tu vida tenga como fin cuidar a tu familia y a tus hijos? Cualquiera de esos objetivos es plausible y bien visto a los ojos de Dios.

En tercer lugar, desde el punto de vista emocional, comer es algo que aporta placer a los sentidos. Pues bien, este es el aspecto que deberíamos domesticar, y aprender a comer lo bueno sin apegos a sensaciones. Eso requiere un tiempo porque hay que empezar a educar el paladar y a nuestro cerebro para que disfrute de los alimentos realmente convenientes y nos avise de los que no lo sean o los rechace. Y, desde luego, pasa por una fase de obligarnos a rechazar lo que antes quizá nos gustaba o que formaba parte de nuestro plato diario. Hasta que llega un punto en el que lo hacemos de forma natural y ya no sentimos esa necesidad de comer toda esa carne o tomar esos cafés. Porque hemos logrado sustituirlo por lo bueno de verdad.

A veces, ese proceso se acorta por causas de fuerza mayor, cuando, por ejemplo, nos enfermamos gravemente. En tales casos, no tenemos tiempo de ir adaptando el paladar a cosas nuevas que nos convienen y a dejar las antiguas que nos perjudicaban, así que tenemos que hacerlo rápidamente si queremos mejorar. Y los resultados no se hacen esperar. En ocasiones son inmediatos, en ocasiones se hacen esperar, pero, en cualquier caso, la fe es un componente fundamental, y el paso definitivo capaz de conducirnos a la victoria.

El otro componente es la fuerza de voluntad o la determinación. Ten siempre en mente la meta que persigues, ya sea adelgazar o recuperar la salud perdida o disfrutar de tus hijos y nietos con buena salud. Adquirir buenos hábitos alimenticios siempre nos va a beneficiar, así que no esperes a que la enfermedad llame a tu puerta. Empieza ya.

6

Mamás recicladoras

Sé sincera. ¿Cuántas veces, después de recoger los platos de la mesa, te has dedicado a vaciar lo que queda en ellos antes de ponerlos a lavar? No me refiero a que has guardado las sobras para más tarde, o para dárselas a tus animalitos. Me refiero a que te has llevado a la boca lo que tus hijos han dejado en el plato. Por supuesto, esas calorías de más no las cuentas cuando te pesas o cuando te extraña haber subido de peso con «lo poco» que en realidad comes... Eso no cuenta porque no estaba en tu plato. Pero, en realidad, sí cuenta, para qué nos vamos a engañar.

Para evitar este vicio tan extendido, puedes probar con lo siguiente:

La próxima vez que pongas la comida en el plato de tus hijos, ponles menos cantidad. Si se la terminan y quieren más, les pones algo más en el plato, lo justo que se vayan a comer.

Otra medida que puedes adoptar es guardar lo que les ha sobrado para la noche, y se lo vuelves a calentar o le cambias la forma transformándolo en otro plato atractivo. Por ejemplo, si te ha sobrado un poco de arroz, puedes juntarlo con un poquito de cebolla y zanahorias rehogadas y amasarlo formando pequeñas croquetas o bolitas, que luego fríes con aceite muy caliente (para que nos se deshagan). Si también quieres que lo demás miembros de la familia coman esas croquetas, puedes hacer el mismo proceso con algo del arroz que te haya sobrado de la cocción anterior; puedes planificarlo antes para que te quede arroz y así lo cocinas al día siguiente de esta forma tan divertida y sabrosa. ¡A los niños les encanta! Y a los grandes... también.

7

No te engañes

Muchas personas hoy en día van en busca de la dieta ideal, aquella que sea nutritiva, que les dé energía y al mismo tiempo adelgacen (o no engorden).

Las hay para todos los gustos. En EE.UU. viven cientos de personas dispuestas a venderte frascos o botellas de múltiples tamaños y precios astronómicos que aparentemente te convertirán en la «mujer diez». Otros tantos sugieren directamente la ingeniosa idea de cortar con un bisturí por aquí y por allá cualquier parte del cuerpo: la papada, los muslos, el trasero, el busto, el vientre...

Sin ir más lejos, el otro día estaba viendo en televisión una chica en España que se sometía a una liposucción de los muslos por el precio de 6.000 euros (unos $7.500).

En realidad, nadie te dice que lo primero y más importante no es lo que te vayas a tomar sino lo que «dejes» de ponerte en la boca y engullir. Eso podría ser la salvación en muchos casos. Y, por supuesto, mucho más barato.

Todo el mundo sabe —aunque lo haya olvidado— cómo adelgazar. Empieza por dejar de comer lo que engorda. Sí, DEJAR DE COMER. No te preocupes, no te morirás de hambre. Por suerte o por desgracia, la mayoría de personas en este país norteamerinano tienen en el cuerpo un exceso evidente de calorías. Según fuentes fidedignas*, cada estadounidense consume en promedio 3.770 calorías al día, la cifra mundial más alta. Así que hay que tener el valor y la fuerza de voluntad de empezar por quitarse de la vista todo tipo de alimentos que no convienen a nadie, ni a obesos ni a delgados: dulces, caramelos, galletas (grandes y pequeñas), de chocolate y de lo que sea, pasteles (*cakes*), tartas (*pies*), pan (sobre todo el pan blanco, pan cubano y todo pan blando o integral con azúcar añadido), refrescos (sodas) y toda clase de postres (incluidos los helados), aunque nos juren que no nos van a engordar.

Sólo con esto ya tienes mucho ganado. Ten en cuenta que las frutas tienen una forma de azúcar llamada «fructosa», y que muchos de los alimentos que compras normalmente también tienen azúcar u otra variedad perniciosa y ampliamente extendida llamada *corn syrup*, aparte del que también tomas con la ingesta de carbohidratos, aunque sean de combustión lenta. Por tanto, no deberías añadir azúcar y mucho menos refinado. Entre las comunidades

---

* Revista «Natural Home & Garden», ejemplar de sept.-oct. 2012, pág. 3.

latinas existe un hábito muy difundido de tomar azúcar en cantidades abundantes, por ejemplo, el café cubano, que es un café al que le echan azúcar cuando lo muelen y le vuelven a echar azúcar cuando lo sirven. El resultado no es café con azúcar sino ¡azúcar con café!

Por tanto, lo primero que podrías hacer es abrir la nevera y deshacerte de todos esos productos. Tíralos a la basura; así no tendrás tentaciones de recordar el sabor, el olor, o lo que sea en momentos de debilidad. Bota también las botellas o frascos de aliños (*dressings*) y las mantequillas, margarinas o mantecas varias. Te quitarás literalmente un peso de encima. Y tu refrigerador, también.

Cuando hayas dado este primer paso, posiblemente tu nevera haya quedado casi vacía ¡...o vacía del todo!

No te asustes. Es hora de llenarla de los verdaderos alimentos que van a alimentarte de verdad: cereales en grano si vives en un lugar caluroso, verduras, y poca cosa más.

Si vives en un lugar frío, tal vez ni siquiera necesites una nevera. Puedes poner unos cajones en el patio o garaje y guardar los alimentos frescos (frutas y verduras) allí.

La carne o pescado —si los consumes— obviamente vas a tener que refrigerarlos, a no ser que los consumas inmediatamente. No te recomiendo que congeles los alimentos. Pierden gran parte de sus propiedades. Lo mejor es que te acostumbres a comprar la comida una o dos veces por semana (o más si puedes) y la cocines lo antes posible.

Las personas que vivan cerca de algún agricultor o cultiven ellas mismas sus vegetales, mucho mejor. Así se ahorran tener que ir a comprarlos al supermercado.

Para tener un cuerpo sano y fuerte, la carne no es necesaria. Es más: hoy en día se está demostrando cada vez más los problemas asociados a tumores y a congestión de las arterias y del corazón.

No me pasa por alto que el consumo de carne está muy arraigado en la mayoría de países, incluidos los latinos, pero lo mejor es que uno mismo haga la prueba: deja de comer carne una semana y observa si te sientes más débil o por el contrario estás más liviano y te sientes mejor incluso mentalmente. Además, te ahorrarás un montón de dinero que te servirá para comprar otros alimentos de mejor calidad. Si prefieres hacer una cambio más gradual, consúmela dos o tres veces por semana y ves reduciendo la cantidad según vayas sintiendo que tu salud mejora. Si no lo sientes, decide si quieres seguir comiendo carne. Es tu libre albedrío y sólo a ti te corresponde ejercitarlo. A menudo, el proceso de desintoxicación y limpieza puede tomar semanas, meses o ¡hasta dos años!

La comida no sólo produce unos determinados efectos en el cuerpo físico: alimenta nuestra sangre, que, a su vez, alimenta todas las células del cuerpo, lo cual nos permite realizar nuestras funciones vitales. También afecta a nuestro cuerpo mental y al emocional. El cuerpo mental es el que alberga nuestra mente, nuestros pensamientos. Y el emocional, nuestras emociones.

¿Te has dado cuenta alguna vez de que, después de tomar una comida copiosa estás cansado, te sientes pesado y te dan ganas de echarte a tomar la siesta?

Pues bien, la solución no es tomarte un café o dos. La solución es sustituir esa comida pesada (debido a la cantidad y a la calidad) por unos alimentos más ligeros no sintéticos y cocinados por ti mismo.

¿Te has dado cuenta de que cuando estás triste o deprimido te dan ganas de comerte algo con azúcar? Esa puede que no sea la mejor opción, ya que a medio o largo plazo lo dulce te pondrá más triste y te hará cada vez más dependiente. El motivo está en la energía que contiene esa sustancia (el azúcar).

Por tanto, deja de engañarte buscando la dieta ideal y empieza por lo más básico: deja de comer lo que te está haciendo daño. Te voy a dar un ejemplo: hace pocos días nos estaban visitando unos familiares. Uno de ellos, después de pasar unos días con nosotros, me comentó que había perdido peso sólo por haber dejado de «picar» (tomar *snacks* o cualquier cosa) entre las comidas principales. ¿Te imaginas? ¿Qué hubiera pasado si, además, hubiera puesto más atención a lo que comía y hubiera renunciado a una parte de los suculentos postres que comió durante esas vacaciones? Pues, seguramente habría perdido más peso.

¿Tu problema es que no tienes fuerza de voluntad? Eso también tiene remedio. Fija en tu mente la visión de ti mismo, de ti misma, en el estado físico que deseas tener: más delgado, más ágil; y acude a esa visión ideal de ti mismo siempre que te haga falta. Visualízate también realizando la labor que te gustaría hacer y que no puedes llevar a cabo por falta de salud o de facultades plenas. Observa a tus hijos pequeños (si los tienes) o a tus nietos, y date cuenta de que te necesitan en buena forma. ¡Desde luego que sí! Y tú lo vas a conseguir. Esa versión de ti es la que te dará la fuerza de voluntad para cambiar tus hábitos.

8

Comer sano no es caro

Quizá te sorprenda saber que se pueden cocinar platos excelentes y muy sabrosos a un precio sumamente económico. Yo misma lo hago todos los días y compro verduras orgánicas o de mercados de agricultores (Farmers Markets). La clave está en saber combinar los alimentos y ser creativo en la elaboración y la reutilización de lo cocinado, de manera que no tengas que echar a la basura lo que te ha sobrado en la olla sino que lo puedas transformar en un nuevo plato para la cena. Esta es la verdadera alquimia de los alimentos que te regenera por dentro y por fuera.

Es falso que tengas que gastarte un montón de dinero para comer sano o cocinar platos sabrosos.

«En la sencillez está el buen gusto», podríamos decir.

Hay un montón de recetas buenísimas a base de productos alimenticios naturales.

Voy a ponerte un ejemplo de lo que podría ser tu cesta de la compra para la semana:

PRODUCTO	PRECIO
Una bolsa de 2 libras (casi un kilo) de arroz integral de buena calidad	$3.00
1 libra de brócoli orgánico	$3.00
5 libras de zanahorias orgánicas	$3.00
1 lechuga orgánica	$2.50
1 manojo de rabanitos orgánicos	$2.50
1 paquete de algas (wakame, kombu, hijiki o arame)	$5.00
1 libra de mijo	$1.70
1 libra de cuscús	$3.00
1 paquete de té kukicha (verde, sin aromatizantes ni aromas añadidos)	$5.00
1 libra de cebollas orgánicas	$2.50
1 libra de lentejas rojas	$2.00
1 libra de azukis (*azuki beans*)	$2.50
1 libra de manzanas (gala o golden)	$2.25
1 cajita de fresas	$3.00
1/2 libra de tahin	$4.00
1/2 libra de miso	$5.00
1/2 libra de sal marina (sin refinar)	$2.00
1/2 libra de sésamo (ajonjolí)	$2.00
TOTAL	**$53.95**

Muy probablemente no vas a comerte todo esto en una semana, pero sería el precio medio teniendo en cuenta que otra semana comprarás otros productos pero comerás algo que compraste la semana anterior.

9

Cocinar buenos alimentos en poco tiempo

Si no dispones de mucho tiempo para cocinar, existen platos sencillos que puedes cocinarte por la mañana antes de ir a trabajar o, si lo prefieres, dejarlos preparados la noche antes. Así tienes algo sano que llevarte al trabajo y no tienes que recurrir a la comida de la calle que no sabes con qué ingredientes la han cocinado y nunca te va a hacer el mismo efecto que tu propia comida preparada por ti. Por la noche tendrás algo más de tiempo para cocinar.

De todos modos, no te engañes: si quieres estar saludable, algo de tiempo deberás emplear. Pero te aseguro que vale la pena, ya que se trata de tu salud y de la de tu familia. La cocina te da un poder que a menudo se pasa por alto: el poder sobre la salud de aquellos a los que alimentas, ya seas tú solo, tu familia o los clientes de un restaurante en el que seas el cocinero o la cocinera.

Si tienes alguien que cocine para ti, no debes infravalorar ese poder que tiene sobre tu salud: es mejor que aprendas tú primero lo que quieres comer y cómo lo quieres preparar, o que estés muy seguro de que esa persona sabe muy bien lo que hace. Por eso es arriesgado comer siempre en restaurantes: porque no sabes qué ingredientes se utilizan ni con qué energía han preparado la comida. Siempre me viene a la cabeza, cuando hablo de esto, el sabor único que tenía el pan tostado que preparaba mi abuela y mi tía en su casa en una ciudad a orillas del mar Mediterráneo. Esa energía tan especial con que cocinan las mamás, las abuelas o las tías, deja sin duda un sabor inconfundible en la comida, no sólo porque buscan a menudo lo mejor para sus hijos o nietos, sino por el amor con que cocinan: ese es el ingrediente más importante.

Cuando tu dragoncito interior te asalte diciéndote: ¡estás loca! ¿Cómo vas a ponerte a cocinar si no tienes tiempo más que para vestirte, arreglar a los niños y salir disparada a trabajar? Pregúntate a continuación si es más importante tu trabajo que tu salud y la de tus hijos. Porque acuérdate, tu salud depende de lo que comes día tras día, ya que es el alimento que te llevas a la boca lo que va a alimentar todas las células de tu cuerpo y tus órganos; ese alimento es lo que los va renovando y regenerando día a día, semana a semana, mes a mes, año tras año.

Por eso, debemos buscar un equilibrio entre el tiempo que dedicamos a cocinar y el que dedicamos a trabajar fuera de la casa. La época de cría de nuestros hijos es fundamental porque va a determinar los hábitos alimentarios que adquirirán para el resto de su vida. Y todas las mamás —y los papás— queremos dejarles una buena herencia en este sentido, quizá la mejor: que aprendan a comer buenos alimentos y a cocinarlos ellos mismos.

10

Consejos para ahorrar al comprar comida

1. **Compra lo que verdaderamente necesitas comer durante la semana.** Cuidado con las ofertas. A veces terminas comprando para un regimiento o simplemente lo que no necesitas; lo compras sólo porque lleva un descuento. Piensa que a menudo es una estrategia de márketing, de manera que en realidad te gastas más de lo que necesitas y consumes más, y no lo justifica el hecho de que esa comida te vaya a durar tres meses. Es mejor comprar cantidades más moderadas y solamente almacenar comida tipo cereal en grano o algunos frutos secos.

2. **No compres por capricho tuyo ni de tus hijos.** Le saldrá caro a tu salud y a tu bolsillo.

3. En los supermercados, **huye como de la peste de los estantes llenos de bolsas de patatas fritas (*chips*) y sus múltiples variedades.** Ni los mires. Pasa de largo.

4. **Compra sólo vegetales y verduras en buen estado.** Mira la parte por donde han sido cortadas. Si está muy seco o el corte se ve muy antiguo, no lo compres.

5. **Compra cereal en grano integral (*whole*).** Te saldrá económico y te durará semanas o meses. Hay variedad: arroz integral, mijo, cuscús, cebada... También puedes comprar copos de avena, los venden triturados y son muy fáciles y rápidos de cocinar. Como he dicho antes, es mejor que compres el cereal que vas a consumir dentro del mes en curso.

6. **Puedes prescindir de comprar leche de avena,** la puedes hacer tú misma en casa; es mucho más económica y se hace muy rápido.

7. **No compres frascos con crema de chocolate** para untar y cosas por el estilo: te saldrá caro y tu familia no lo necesita como alimento.

8. **El pan:** si vas a comprarlo, compra solamente una barra o un molde de pan para toda la semana. Si comes cereales en grano todos los días ahorrarás mucho y es mucho más saludable. También puedes cocinar pan en casa mucho más económico. Si vives en los Estados Unidos, huye del pan hecho con harina refinada, tipo pan cubano o la mayoría de panes, que más bien hinchan y alimentan poco o nada. Si sigues estos consejos, podrás permitirte el lujo de comprar UN pan de buena calidad (pero no más de uno...).

9. **No compres aliños** para ensaladas ni para nada. En los países mediterráneos se aliña únicamente con sal y aceite de oliva de buena calidad. Si lo deseas, puedes añadirle un poco de tamari (salsa de soja NO pasteurizada y SIN alcohol —la mayoría llevan alcohol como conservante, recuerda leer las etiquetas—). Así, te ahorrarás un montón de dinero y de espacio en la nevera.

10. **Otras «hierbas»:** No te llenes de especieros o frasquitos de hierbas que no vas a usar. Con un poco de orégano (fresco o seco), tomillo, romero, o a veces un frasco de hierbas italianas (vienen todas juntas), es más que suficiente para dar un toque exquisito y a la vez sencillo y natural a tus platos de vez en cuando. No necesitas pimentón ni pimienta ni sazones picantes que son más propios de la cocina de la India, donde se utilizan por las condiciones higiénicas y por el calor, que corrompe más rápido.

11. **Selecciona uno o varios supermercados de la zona donde vivas que tengan productos de buena calidad,** lo cual no siempre equivale a lugares elegantes de barrios donde compra gente con alto poder adquisitivo. A veces encontrarás los mejores productos si los compras directamente a un agricultor, si conoces alguno. Si vives en la ciudad y ese no es el caso, busca un supermercado donde tengan buenos productos o mercados al aire libre (*Farmers Markets*), aunque estos suelen cobrar muy

caro los productos orgánicos. Suele ser mejor lo orgánico porque ha sido cultivado con menos pesticidas, así que tu cuerpo agradecerá que no lo sobrecargues de sustancias químicas, especialmente tu sistema digestivo y excretor. De todas formas, los *Farmers Markets* suelen vender productos cultivados en la zona, que son más frescos. Pregunta y busca los que hayan cultivado con menos pesticidas y químicos. Es una buena opción y más económica. En mis clases de cocina siempre me gusta ir algún día a comprar la comida con las personas que asisten porque me consta que a la mayoría de la gente le resulta difícil seleccionar y muchas veces compra por capricho o por impulso. Y luego dicen que no pueden comprar nada orgánico (a menudo porque se han gastado el dinero en caprichos caros...). Aprender a comprar es fundamental.

12. **Evita las mantecas y productos animales siempre que puedas, sobre todo carnes rojas.** Ahorrarás en tu bolsillo y en tus visitas al doctor. Respecto al pollo y al pavo, te diré que la gente suele comprarlo para evitar la carne roja, pero en realidad no es mucho mejor, ya que contiene gran cantidad de hormonas que han introducido en la comida de estos animales para hacerlos crecer mucho en muy poco tiempo. Si quieres ir cambiando el hábito de comer carne, puedes empezar a comerla dos o tres veces por semana y luego una, hasta que la

comas ocasionalmente o la puedas dejar. Respecto al pescado, es mejor que se haya pescado en la zona donde uno vive, y comerlo una o dos veces por semana es más que suficiente. Si vives en los Estados Unidos, es probable que no lo encuentres en tu zona; en esos casos, lo más recomendable es no comerlo ya que el importado o el que viene de zonas lejanas ha perdido el sabor, el color y la textura originales. Si se puede, no comprar el congelado. Una forma natural de sustituir el deseo o antojo de comer carne es comiendo miso, una pasta de soja que se obtiene tras un delicado y largo proceso de fermentación. Es muy nutritivo y tiene todas las cualidades por las que veneramos a la carne. Debes comerlo casi a diario, si quieres aprovecharlas al máximo y prescindir o minimizar el consumo de productos animales. Se puede preparar de distintas formas y en variadas presentaciones: solo, frito, en paté... De nuevo, quisiera llamar la atención sobre el hecho de que no es fácil en los EE.UU. encontrar miso de buena calidad y buen sabor*. Ojalá que el paladar de los consumidores en este país se vuelva exigente y empiecen a reclamar alimentos de buena calidad en sus supermercados, porque es su salud la que está en juego...

---

* Si te interesa comprar buen miso, puedes ponerte en contacto conmigo. Al final del libro encontrarás mis datos de contacto.

11

Medidas para cambiar hábitos

1. **Leer las etiquetas de los alimentos y rechazar los que tengan una lista larga.**

2. **Rechazar productos envasados, que tienen muchos químicos.** No fiarse ni un pelo del reclamo publicitario «All-natural». ¿Qué quiere decir eso? Preguntar a los vendedores de la tienda para que le den una respuesta satisfactoria de lo que contienen esos productos. Pedir información al servicio al consumidor en las grandes cadenas («Customer service»).

3. **Siempre que se pueda —hacer el esfuerzo— comprar alimentos naturales.** Con esto no quiero decir aquellos donde ponga «all-natural» o simplemente «natural ingredients» (ingredientes naturales), sino los que nuestras abuelas reconocerían como tales. Pregúntate: «¿Reconocería mi abuelita esto como un alimento de verdad?». Y si la respuesta es NO, no

lo compres. Si la respuesta es «probablemente no» o «quizás no», tampoco lo compres. Acostúmbrate a averiguar qué es lo que estás comprando. Tienes todo el derecho a saberlo...

4. **Pasar de largo los pasillos de los supermercados en cuyos estantes se apilen montones de bolsas de patatas (*chips*)** y sus múltiples variedades o «primos hermanos»; de queso o múltiples aromas y sabores, etc.

5. **Compra sólo lo bueno y lo necesario.** No compres por capricho o por impulso. No suele dar buenos resultados y vacía la tarjeta de crédito y la cartera innecesariamente.

6. **Si estás cansada, lo mejor es que cenes algo ligero** (¡no un sándwich, con ese pan blandengue y relleno de pavo o ensalada envasada!), cómete unas galletas de arroz (*rice cakes*) con un poco de miso por encima. Y te acuestas. Si has tomado un almuerzo muy copioso o has abusado de la comida porque has estado en una fiesta o celebración (tipo día de Acción de gracias o Navidad o una fiesta familiar), acuéstate sin cenar. Al día siguiente te levantarás renovada y descansada.

7. Dedícate a **vaciar la nevera,** no a llenarla hasta el máximo.

8. **Aceites:** no compres los aceites baratos, hidrogenados o de origen desconocido (los que en la etiqueta pone

vegetable oils, aceites vegetales; sí son vegetales, pero ¿cuáles?). Cocinar con buenos ingredientes es fundamental y te ayudará a mantener una buena salud. Yo te recomiendo el aceite de oliva virgen (de buena calidad y, a ser posible, prensado en frío), el aceite de sésamo (no refinado) y el aceite de girasol (*sunflower oil*, no *safflower oil*), para las frituras. **No hay que abusar del aceite, pero el que usemos debe ser de buena calidad.**

9. **Compra vegetales y fruta de la estación y de buena calidad.** Si no estás segura, pregunta en la tienda. Yo suelo recomendar que sean orgánicos. Suelo hacerlo porque llevan menos pesticidas que los que no lo son. Y, desde luego, el sabor es otra cosa. Un día vino a cenar una amiga de mi hija, que tiene cuatro años, y le cociné unos espaguetis con brócoli (orgánico). La niña se lo comió todo y su mamá me confesó a los pocos días que su hija le había dicho que quería el brócoli como el que había comido en mi casa. Los niños suelen ser bastante sinceros con lo que les gusta o no les gusta. En otra ocasión estaba en casa de una vecina mía y me dio un pedacito de manzana. Sólo ponérmelo en la boca noté un sabor químico bastante desagradable, y desde luego, nada que ver con el de las manzanas orgánicas.

De todos modos tengo que admitir que en algunos mercados tipo *Farmers Market* puedes encontrar alimentos de buena calidad y con pocos pesticidas (eso es lo que te dicen). Yo me fío de varios indicadores, como el sabor, el color, la resistencia al calor...

10. Si vives en una zona de clima tropical o subtropical, seguramente las **manzanas** (una de las pocas frutas que recomiendo) vendrán de muy lejos, porque es una fruta de clima frío o templado con estación fría, así que te va a tocar pagarlas más caras que si vives en North Carolina, California, Nueva York o Washington, donde son deliciosas y más económicas. Si tienes amigos o parientes que viven en esas regiones donde las manzanas son de buena calidad y se cultivan en la zona, no olvides pedir que te traigan unas cuantas la próxima vez que vengan a visitarte. Recuerdo la última vez que viajé a Nueva York, regresé con las maletas casi llenas de manzanas. Buenísimas y baratas. Si se toman estas simples medidas, se evitará un gasto innecesario en productos inútiles que engordan y perjudican la salud, de manera que podremos invertir el dinero en comprar alimentos de buena calidad.

11. **Viajar ligero de equipaje.** Viaja con lo imprescindible. ¿Quién no ha visto en los aeropuertos de los EE.UU. y de cualquier país del mundo a gente viajando con un montón de maletas enormes y pesadísimas? Por suerte, la legislación actualmente ha limitado el peso y la cantidad de equipaje, lo cual se ha notado, ciertamente, porque ya no se ven maletas tan grandes. ¿No has visto alguna

vez a alguien con la maleta abierta en un aeropuerto, tratando de organizar su equipaje para sacar cosas y aligerarlo? Evítate esos percances y malos ratos llevando sólo lo que necesites. Tal vez dos pares de pantalones largos y dos cortos para el verano, tres camisetas, una falda, dos camisas y la ropa interior necesaria para los días que estés fuera, dos pares de zapatos cómodos, un neceser con lo mínimo, porque en la mayoría de hoteles nos van a suministrar champú y jabón, que te bastarán para unos pocos días; incluso el dentífrico (aunque yo te recomiendo para tu uso habitual los que no llevan flúor: es una sustancia tóxica que utilizaban los nazis en la Segunda Guerra Mundial para debilitar la mente de sus prisioneros).

Si vas a visitar parientes o amigos, lo más probable es que te proporcionen todo eso. Y si eres de los que gustan de llevar sus propios productos de higiene (yo suelo hacerlo), puedes llevar botellas pequeñas en lugar de esas grandotas que quizá tengas en el baño.

12. **Comida para el viaje:** Desde luego, no te recomiendo la comida de los aviones ni la de los aeropuertos, sobre todo en los Estados Unidos. Además, en los viajes cortos hay que pagarla, lo cual debería ser un aliciente para no comprarla, y llevar tu propia bolsa de comida para el viaje. La mayoría de las veces te bastará con una bolsa de galletas de arroz (*rice cakes*). Yo lo llevo siempre. Si

viajas por carretera, en tren o autobús, también. Es un alimento sencillo, seco y no se daña con la temperatura. Te dejará satisfecho y no pesa. Puedes comer tantas como quieras porque no te va a dar un empacho, y con toda seguridad te saciarán. Es un buen método también para los niños. A mi hija se las he dado desde que era bien pequeña y siempre las ha comido sin problemas. Puedes untarles algo, por ejemplo, un poco de miso. No lleves mucho si vas en avión, o mejor, unta cada una de las galletas con miso para que no te pongan problemas en los controles de los aeropuertos. Todavía recuerdo un viaje que hice recientemente, en el que a la señora del control de equipajes en el aeropuerto de Miami no le gustó que llevara mi frasquito de miso, por más que le expliqué que era un «vegan's spread» (como una manteca vegetariana). Así que no tuve más remedio que salir de la cola y ponerme a un lado, sacar las galletas y, una por una, irles untando el miso hasta que terminé el frasco. Me tuve que dar mucha prisa porque faltaba poco para el embarque. Pero, por fin, la señora me dejó pasar con mis galletas y mi miso.

También puedes untar las galletas de arroz con otros productos naturales como el tahini o tahín (pasta de sésamo o ajonjolí; rico en calcio y muy espeso) o pasta de umeboshi (ciruela japonesa cuyo sabor es más amargo pero tiene muchos beneficios para contrarrestar la excesiva acidez del cuerpo).

Y en cuanto a bebidas, evita si puedes (¡por supuesto que puedes!) las sucesivas tentaciones que te van a ofrecer durante todo el viaje, sobre todo los refrescos (sodas) de todo tipo y los jugos de frutas que, por más que te digan que son naturales, no lo son. ¿O es que acaso ves a la azafata con un exprimidor encima del carrito o en la zona donde preparan las comidas?

Si tienes sed, pide agua. Y si no tienes sed, no hace falta que bebas. El cuerpo sabe cómo avisar cuando necesita líquido: por medio de la sed. Las sodas y los jugos de frutas están llenos de azúcar añadido, así que podemos prescindir de ello. Si puedes (claro que sí) evita el hielo en las bebidas. Te va a enfriar el cuerpo por dentro y la digestión no necesita frío, sino calor. Además, no es cierto que el hielo o la bebida muy fría te vayan a quitar el calor ni la sed. A la mayoría de personas (sobre todo en los EE.UU.) más bien les sobra líquido que no les falta.

Hace unas semanas estaba paseando con mi hija y mi esposo por un parque cercano al supermercado donde compramos comida, y vi un grupo de personas haciendo ejercicio al aire libre con una entrenadora que les indicaba lo que tenían que hacer. Casi todos tenían un evidente problema de sobrepeso. Al terminar, se fueron a una mesa que tenían preparada cerca de donde estaban haciendo gimnasia, en la que había una caja llena de botellas de agua (quiero pensar que era agua...).

¡Qué pena!, no pude evitar pensar. El líquido que han eliminado con esos agotadores ejercicios lo van a reponer en treinta segundos bebiéndose esa botella de agua. La mayor parte de lo que les sobra a las personas obesas es líquido. Es como andar cargando una bolsa de 20 o 30 kilos a la espalda, llena de agua. ¿Te imaginas? Pues eso es lo que es.

Si comes carne o embutido (jamón, chorizo, salchichón), mucho queso o harinas refinadas, por supuesto que vas a tener sed y tendrás que beber más de lo normal. Pero en cuanto dejes de hacer de esos alimentos tu base nutricional, rápidamente observarás que tu cuerpo no necesita beber tanto y está suficientemente hidratado. También notarás que sudarás menos. Cuanto más bebes, más sudas. Si bebes menos, sudarás menos.

13. **En la cocina**: para alimentarte de forma sana y natural —de verdad— no necesitas todos esos aparatosos cacharros y artilugios eléctricos que salen por televisión y quieren hacerte creer que te van a facilitar la vida. Lo que te va a pasar seguramente es que vas a necesitar una cocina más grande o poner más gavetas para dar cabida a tantos aparatos. Mi consejo es: facilítate las cosas simplificando tu estilo de vida. Y eso pasa por simplificar tus herramientas en la cocina.

He tenido la suerte de criarme en un entorno mediterráneo (en Barcelona, ciudad donde nací), cuna de lo que hoy día se conoce como la «dieta mediterránea», tan alabada por sus cualidades nutritivas y saludables. Pues bien, cierto es, como suele decirse, que según ella se consumen frutas y verduras. Pero una cosa que no se dice lo suficiente es los **ingredientes con que se cocina**: muy sencillos y naturales de verdad. Por ejemplo, jamás se usan esas botellas para aliñar (*dressings*) que llenan hasta lo indecible las neveras de la mayoría de hogares estadounidenses. Nunca. Se cocina sobre todo con aceite de oliva (nunca con mantequilla) y se aliña con sal y aceite de oliva o con hierbas tipo tomillo, orégano, romero y poca cosa más. Y tampoco hay que usarlas siempre. Este invento americano de «disfrazar» (*dressing*) la comida es una desafortunada creación que dificulta la digestión y envenena el organismo. Y, por supuesto, disfraza el sabor de la comida que hay debajo. Pero la verdad es que si cocinas un plato sabroso porque sientes el sabor original y natural de sus ingredientes, ¿para qué tienes que disfrazarlo?

Si, pese a ello, quieres aderezarlo con algo más porque has utilizado poca sal, te sugiero la salsa de soja NO pasteurizada —la china es otro veneno— que en algunos lugares llaman shoyu o tamari; y el gomasio —compuesto a base de sal marina sin refinar y sésamo o ajonjolí tostado, todo triturado junto— y, si cocinas pescado o algún plato fuerte, quizás una vinagreta de umeboshi diluida en agua baste. El pescado fresco de verdad no necesita aliños porque conserva su sabor y olor recién salido del mar.

Eso es todo lo que necesitas en cuestión de aliños.

14. **En la mesa:** Siempre que puedas, siéntate a comer a la mesa, y haz que toda tu familia haga lo mismo. Quizá en algunos lugares suene a una rara costumbre solo apta para fiestas de guardar. Te diré que una amiga mía italiana que vive en los EE.UU. me contaba hace poco lo extrañados que se quedan los amigos de su hijo adolescente cuando van a su casa y los llama a la mesa a la hora de comer: algunos la miran perplejos y sinceramente no saben qué hacer porque no están acostumbrados a hacerlo en sus casas. La segunda sorpresa viene cuando les presenta un primer ¡y un segundo plato! Y al final el postre. Si te pasa como a la mayoría de americanos, que comes con grandes dosis de ansiedad, cosa que por supuesto no beneficia a tu digestión ni a tu salud, además de sentarte a la mesa (aunque sea la de la oficina) practica este sencillo ejercicio: ponte una cucharada de comida en la boca y mientras la estás masticando, deja la cuchara o el tenedor en la mesa, suéltalo de la mano; así te será más fácil adquirir el hábito de masticar entre bocado y bocado. La masticación es la primera parte de la digestión y es sumamente importante porque es la única parte consciente de este proceso, por lo tanto es

conveniente que lo hagas a conciencia y le dediques la atención que requiere. Procura concentrarte en la comida que tienes en la boca, el sabor, la textura, y mastícalo hasta que esté semilíquido. Si te ayuda, cuenta las veces que masticas, y asegúrate de que no sean menos de treinta cada bocado. Ello te ayudará a digerir mejor y a darte el tiempo de saber que estás lleno cuando en realidad lo estás, evitando así comer y tragar con ansiedad hasta que estés a punto de reventar. Nunca hay que llegar a ese punto; más bien conviene dejar de comer antes de sentirte totalmente lleno.

15. **Herramientas para cocinar:** Te recomiendo ollas de acero inoxidable, no de aluminio. El acero inoxidable es un metal mucho mejor para cocinar, resiste mucho mejor el calor y te durarán años y años. No hace falta que te compres un juego de veinticinco ollas y cazos. Te basta con una grande (dependiendo del número de personas para quienes cocines), dos medianas y dos pequeñas. También es de gran ayuda una olla a presión, de acero inoxidable. Las venden de tamaño mediano a sesenta dólares.

Respecto a las sartenes, no te recomiendo las que tienen tefal (antiadherente). Es una sustancia química que emite unos gases dañinos para la salud. Es mejor que uses sartenes esmaltadas. Las hay de distintos tamaños. Si necesitas referencias de dónde comprarlas, al final del libro encontrarás mis datos de contacto para cualquier duda o información que precises.

Si encuentras, además, un par de cacitos «mini» —los suelo comprar en España porque en EE.UU. no los encuentro— te ayudarán cuando tengas que calentar una porción de sopa o un té, o comida para bebés o niños pequeños.

En cuanto a platos y cubiertos, no los utilices de plástico.

16. **Resístete a lo artificial.** Puedo entender que hoy día vivimos en un mundo donde todo sucede deprisa y el ritmo de vida es acelerado en la mayoría de lugares. También yo soy una mamá ocupada que se esfuerza por conjugar su vida personal y profesional.

Pero recuerda que la mejor manera que tiene el cuerpo de asimilar los nutrientes es a través de los alimentos en su estado natural, no los que se obtienen por síntesis en un laboratorio, por más que la etiqueta diga que son muy naturales y que van a convertirte en una locomotora con patas.

Ni frascos de comprimidos ni pastillitas, ni súper jugos o compuestos de colores. El cuerpo no lo asimila igual que una buena sopa caliente recién hecha o un plato preparado en tu cocina. Simplemente, la energía no es la misma. ¿Cómo va a serlo?

¿Te has dado cuenta de que nunca te sienta igual una comida de un restaurante que la que te preparas en casa? ¿Por qué no sabe igual que el plato que tan amorosamente prepara una mamá? ¿Alguien todavía lo duda?

Entonces, ¿por qué nos empeñamos en meterle al cuerpo productos artificiales que tal vez nos estimulen mucho pero que no tienen nada de alimento?

¿Por qué en países como los EE.UU. se ha perdido —o tal vez nunca haya existido— el valor de una comida sencilla pero sana y cocinada, en nuestro plato?

¿Es justo para nuestro cuerpo —y nuestra alma— llenarlos de productos de laboratorio que nos ponen fuertes a corto plazo pero nos atrofian el sistema digestivo y el paladar?

Además, ¿para qué queremos un «súper» alimento que nos estimule tanto? ¿No podemos buscar los buenos alimentos que nos proporciona la Madre Naturaleza que nos estimulan de forma natural, y comerlos con conciencia y responsabilidad?

¿No será que al tomar esos «súper alimentos» o estimulantes estamos intentando esconder una grave irresponsabilidad para contrarrestar una deficiente o inexistente alimentación verdadera?

Creo que todos esos frascos de suplementos que se apilan en los supermercados de «productos naturales» y en los armarios de las cocinas de muchísimos hogares estadounidenses pueden servir en momentos muy determinados cuando se pasa por una circunstancia particular durante un breve tiempo (por ejemplo, cuando sales del hospital), pero nuestro deseo y pensamiento debería ser tender a dejarlos y procurar obtener el equilibrio con la ingesta de alimentos de verdad y prescindiendo de alimentos de las cadenas de comida rápida («comida basura») y del azúcar que nos roba el dinero de nuestros bolsillos y los nutrientes de nuestro cuerpo.

Por supuesto, este parecer no lo comparten muchas personas que simplemente se dejan arrastrar por la multimillonaria industria alimenticia que, en los EE.UU., gasta millones en publicidad que bombardea sobre tus sentidos que lo que comes es insuficiente y que la Naturaleza no puede proveer lo necesario para el equilibrio energético del cuerpo. O la sandez de que en el mundo hay demasiada gente para poder alimentarla con lo que suministra la Naturaleza.

Lo que sí te puedo asegurar es que la mayoría de las veces hay demasiada comida en el plato y en la nevera de muchas personas de este país, gran parte de la cual termina en la basura. ¿No te has fijado en los restaurantes? La cantidad de comida que se cocina y no se come. Basta ver los contenedores de basura de cualquier ciudad grande o en Nueva York. Nunca he visto tanta basura amontonada fuera de locales, edificios y restaurantes.

¡Ni en la India! ¿A cuántas personas que no tienen qué comer se podría haber alimentado con toda esa comida mejor aprovechada?

Simplemente ¡di NO! a ese abuso de lo artificial en tu cuerpo.

Utiliza el sentido común y, si crees que no lo tienes, pídeselo a Dios, a los ángeles. «Y si alguno de vosotros tiene falta de sabiduría, pídala a Dios, el cual da a todos abundantemente y sin reproche, y le será dada.» (Stg. 1:15)

Tiene que haber un punto medio entre cocinar varias horas al día y no dedicar ni diez minutos a cocinar. Es el punto de la sensatez. Y cada uno tiene que descubrir dónde colocarlo en su vida. Hay demasiado en juego: nuestra salud y la de nuestros hijos. ¿Qué futuro queremos para ellos?

Las estadísticas dicen que uno de cada tres niños hoy día será diabético en un futuro, y que a una de cada dos personas en los Estados Unidos se le diagnosticará cáncer en algún momento de su vida. Desde luego, son cifras que deberían hacernos reflexionar, y a la industria alimenticia y a las autoridades competentes debería caerles la cara de vergüenza de ver a sus conciudadanos ponerse enfermos cada vez en mayor número y a menor edad.

Y, sin embargo, lo único que hacen es promover más medicamentos para adelgazar y más máquinas y aparatitos para perder peso. ¿Por qué en los EE.UU. no se promociona en la televisión un estilo de vida saludable, o no se hace con la suficiente insistencia? Sí, algo dice alguien en algún espacio televisivo, pero son voces tan pequeñas acalladas por ese monstruo del azúcar en todas partes, que todo el mundo se olvida. Deberían tomarse medidas reales e implantarlas en escuelas y en la calle.

Hace poco estaba viendo un programa de cocina en la televisión de una receta para un postre de chocolate. No sé qué tenía de original la receta: azúcar en cantidad, chocolate en cantidad (que ya lleva azúcar) y más endulzante. La anfitriona y cocinera, huelga decir, iba sobrada de kilos. Mira siempre al cocinero que cocine para ti y verás a lo que puedes aspirar en cuestión de peso.

Criar un hijo saludable en los Estados Unidos es una verdadera odisea. Tengo una hija de cuatro años; y reconozco que he de estar constantemente en guardia porque en la escuela son bastantes los días en que me he encontrado chuches y golosinas o caramelos dentro de su mochila. Cualquier excusa es buena: el cumpleaños de un compañero de clase (los pasteles de colorines y cinco dedos de grosor están a la orden del día), el conejito de Pascua, el día de Acción de Gracias o «Halloween», una celebración terrorífica por los disfraces que se usan y por el monstruoso intercambio de caramelos entre jóvenes y niños. Hace poco tuve una gran decepción en un campamento de verano donde inscribí tres semanas a mi hija, porque le daban tres «snacks» al día que consistían en una barra de helado (sólo con ingredientes químicos) y un invento llamado «Jell-o» que es una gelatina con azúcar, aspartamo (un veneno químico) y colorante rojo. Cuando busqué en Internet descubrí que esa gelatina está hecha ¡a base de pelo de puerco! La profesora me respondió que son «alimentos» autorizados por la FDA. Imagínate...

Creo que hay una actitud demasiado indulgente por parte de maestros y autoridades escolares en materia de alimentación de jóvenes y niños en las escuelas de los EE.UU. Simplemente no deberían aceptar y promover ese consumo desenfrenado de dulces y azúcar por parte de nuestros hijos, a sabiendas de los perjuicios que generan en su cuerpo y su mente (déficit de aprendizaje, hiperactividad e incluso cáncer). La primera vez que mi hija tomó un pedazo de pastel en la escuela se puso a saltar y correr como una loca. Yo la miraba y pensaba: ¿Qué le pasa? Más tarde, le pregunté: cariño, ¿qué has comido hoy en la escuela? ¿Algún *cake*? Y me respondió: «Sí, mama, happy birthday Giancarlo», con su escaso vocabulario de los dos años de edad. Allí tuve la respuesta. Ella no estaba acostumbrada porque en casa no le había dado ese tipo de cosas. Y el efecto que le produjo fue evidente. Figúrate eso multiplicado por cada día o varias veces a la semana, como es costumbre en bastantes niños, y ahí tienes una posible ecuación de la hiperactividad. Un problema muy grave, sinceramente. De consecuencias devastadoras, sin duda alguna. Pienso que alguien debería tomar cartas en el asunto y poner los puntos sobre las íes en el sistema educativo de este país tan avanzado en muchas cosas y tan poco en cuestión de alimentación.

12

Alimentos para la mente y el alma

Tal vez no hayas caído en la cuenta de que la comida también alimenta tu mente, de manera que puede mejorar o empeorar tus facultades mentales.

En Japón, hace muchos años, un señor japonés llamado Yukikazu Sakurazawa (conocido como Georges Ohsawa) descubrió que combinando los alimentos conforme a los principios de la naturaleza (el yin y el yang) se podía recuperar el equilibrio perdido y la salud. De ahí surgió un movimiento de alcance internacional conocido como Macrobiótica, palabra que significa «larga vida».

Pues bien, basándose en un método sencillo y natural de comer y de vivir, se puede lograr la felicidad y la libertad; y ello se plasma en nuestra cocina y en nuestros platos.

Lo que me interesa reseñar aquí de esa sabiduría de antaño y que yo he aprendido en los últimos diez años es que las personas necesitamos volver a lo básico, a los alimentos sencillos que nos provee la Madre Naturaleza. El Génesis

(1:29) dice: «He aquí que os he dado toda planta que da semilla, que está sobre toda la tierra, y todo árbol en que hay fruto y que da semilla; os serán para comer». Esa es la idea que quiero transmitir en este capítulo y tal vez sea la esencia del libro.

¿Te has preguntado alguna vez cómo puede ser que en la época de los antiguos jerarcas de la Biblia las personas vivieran hasta quinientos años o más? En el capítulo 5 de Génesis leemos que Adán vivió 930 años; Set vivió 912; Jared, 972; Enoc, 365; Matusalén, 969, por mencionar solo algunos.

Yo creo que no es ningún mito ni fantasía bíblica. Seguramente esas personas vivieron muchos años gracias a que no calificaban mal las energías que Dios les enviaba todos los días para sus actividades diarias. Es decir, no criticaban ni juzgaban a otros porque dijeran o hicieran cosas que a ellos no les gustaran; ni chismorreaban para pasar el rato. Tampoco pasaban horas mirando el televisor porque todavía no se había inventado. Y muy probablemente tampoco hacían abusos con la comida y la bebida. Es decir, comían alimentos sencillos en la cantidad necesaria, y no tomaban sodas ni pasteles ni suplementos. Se bastaban con lo que la Naturaleza les proporcionaba. Y si tenían alguna dolencia, se curaban con oración y ayuno, como recomendó también Jesús: «Este género con nada puede salir, sino con oración y ayuno». (Mc. 9:29).

El alimento básico que mejor se adapta a las características del hombre es el cereal en grano, no procesado ni en barritas ni en pastillas. En grano puro. Ello acompañado de unos vegetales (de la tierra o del mar) debería ser nuestra base alimenticia de todos los días. Ni la bebida ni las frutas en tanta cantidad deberían sustituirlo.

No podemos comparar a la especie humana con la animal, sino que cada una debe alimentarse con lo que le es más propio: la carne es más propia de algunos animales por su fisiología y raciocinio, y la fruta es óptima para otros animales (chimpancés y otros).

El hombre fue hecho a imagen y semejanza de Dios, no lo olvidemos, y su cuerpo es el templo del Espíritu Santo —como dijo San Pablo (1 Co. 6:19)—, de manera que deberíamos honrarlo y alimentarlo como tal.

Lo que comemos afecta a nuestra mente y a nuestras capacidades mentales, así como a nuestra alma y a nuestras emociones, y este hecho suele pasarse por alto en las numerosas dietas que tratan al cuerpo como un conjunto de sustancias y procesos químicos. Por supuesto que, a nivel fisiológico, está compuesto de ellos, pero hoy día ya se ha desarrollado mucho la ciencia y se sabe que el individuo es mucho más que todo eso. Ni siquiera muchos estudiosos ubican ya la mente en el cerebro.

Sin ser mi intención entrar en polémica sobre cuestiones científicas, sí puedo afirmar que la calidad y la cantidad de ciertos alimentos benefician y refuerzan nuestra mente y pueden paliar o evitar enfermedades degenerativas.

Bástenos, por el momento, tener en cuenta que algunos alimentos muy beneficiosos tomados en la cantidad adecuada, pueden dejar de serlo si se abusa de ellos o se toman en cantidades excesivas. Ante la duda, es mejor comer menos, sobre todo si existe algún problema de salud o se tiene edad avanzada.

No hay dos personas iguales. Todos somos iguales en nuestra esencia divina pero diferentes en nuestra «vestidura» humana, porque todos hemos tenido una historia diferente, nuestro cuerpo se ha alimentado de manera diferente a lo largo de una, de varias vidas. Nuestro baúl emocional está a menudo sobrecargado, y ello a menudo ha determinado una serie de hábitos en el comer, en el sentir y en el pensar, todos ellos entrelazados, que hoy día se manifiestan en lo que somos, en la apariencia que tenemos.

Sanar lo que no está alineado depende de cada uno de nosotros, porque existe una versión perfeccionada de nuestro ser, hacia la que consciente o inconscientemente caminamos.

Es mi anhelo, querido lector, querida lectora, que recorras ese camino hacia tu verdadero yo y recuperes ese estado divino y de perfecta salud pues Jesús dijo: «Yo he venido para que tengan vida y para que la tengan en abundancia» (Jn. 10:10). Reclama tu derecho divino de filiación. Eres un hijo, una hija de Dios, y nadie puede quitártelo.

Conclusión

Creo que te he dado unas cuantas pautas que te pueden ser útiles a la hora de poner orden en tus hábitos alimenticios.

No he mencionado ni desarrollado ninguna dieta o receta en particular porque mi intención es que empieces por reflexionar sobre tus hábitos actuales y a corregirlos. Sólo con eso ya notarás cambios.

Más adelante, hablaremos de qué cocinamos y qué ponemos en nuestro plato. De cómo lo comemos.

Me consta que muchas personas que, tal vez como tú, siguen un camino espiritual, se han 'relajado' con la comida porque creen que ya hacen muchos sacrificios en otros temas o aspectos de su vida, y no están dispuestos a renunciar a algunos 'placeres' que obtienen con la comida. Pero yo quiero decirte que no hay mejor placer que comer lo que es bueno para ti. Porque, sin duda, lo que es bueno te sienta bien y te ayuda a recorrer el sendero, a tener y conservar mejor la Luz espiritual. Y a realizar mejor tus tareas diarias y tu misión en la vida.

No olvidemos que en muchas escuelas espirituales, sobre todo en Oriente, la dieta es una parte fundamental para todo aquel que sigue un camino espiritual. Sin ir más lejos, muchos cristianos han seguido algún tipo de ajuste más o menos riguroso en su dieta. Y el propio Gandhi practicaba el ayuno total y dejaba de comer en señal de protesta cuando quería ver resuelto algún asunto muy importante que involucrara a varias etnias o grupos religiosos.

Por supuesto, no tienes que llegar a ese punto si no quieres. Lo importante es que, seas quien seas, pertenezcas o no a un grupo religioso, pongas orden en tu vida en lo tocante a este tema de la comida, tomes conciencia de ti mismo, de tu edad, tu estado de salud, tus pensamientos y sentimientos sobre ti mismo, y te pongas manos a la obra.

Nadie puede hacerlo por ti.

Y si tienes alguna pregunta o deseas probar alguna clase de cocina natural, con mucho gusto puedes contactar conmigo en la siguiente dirección:

Judith Mestre
P.O. Box 831345
Miami, FL 33283 (USA)

O puedes llamar a los números de teléfono:

(1) 305-364-0035 (añadir el prefijo 1 si llamas desde fuera de los Estados Unidos) o (1) 866-828-8972 si llamas desde los Estados Unidos.

Con mucho gusto te atenderé.

También puedes escribir tus comentarios en mi blog: **macrobiótica-miamiblogspot.com**, donde tengo colgadas algunas recetas.

Si has comprado o te han regalado este libro y quieres probar algunos de mis platos, estás invitado o invitada a compartir nuestra mesa. ¡En serio!

A continuación encontrarás un breve apéndice con unas afirmaciones que te pueden ayudar a cambiar tus hábitos y a poner orden en los que tienes. Recuerda que el poder de Dios es el que verdaderamente nos ayuda a todos.

Apéndice

En los últimos años he observado algunos de los hábitos alimenticios de la gente y me he dado cuenta de que muchas personas son conscientes en algún nivel de que aquellos no favorecen su estado de salud; en otros casos, no son en absoluto conscientes de nada, y parece que el nivel de discernimiento de algunos individuos es igual o incluso inferior al de algunos animales o especies animales. Intenta echar coca-cola en el vaso del que beben tus gatitos o perritos y verás cómo, después de olfatearla, se alejan sin más. Lo mismo sucede si les pones en su cuenco de comida algunos productos para el consumo humano. Simplemente no lo prueban. Por supuesto, no estoy diciendo o insinuando que tú seas uno de esos individuos. Es sólo un ejemplo.

En este apartado voy a darte algunas pistas para que utilices el poder de Dios dentro y fuera de ti a fin de liberarte de algunos de esos hábitos indeseables que nos han esclavizado tanto tiempo toda vez que a menudo se nos hace difícil, por no decir imposible, conseguirlo por nosotros mismos.

En primer lugar, debes saber que cuando digo «el poder de Dios dentro de ti» me estoy refiriendo al poder de que te imbuyó por ser Su hijo o hija cuando te dio a luz. Con eso quiero decir que, aparte de ser hijo biológico de tu padre y madre terrenales, también eres hijo «divino» o hija «divina» del Dios Padre/Madre infinito como lo eran y manifestaron Jesús, la Virgen María, la Madre Teresa y tantísimos santos o personas desconocidas en cuyo corazón ardió y arde la llama trina de la vida y en cuya sangre se halla impresa la huella del niño Cristo que lleva nuestros genes divinos.

Con la expresión «el poder de Dios fuera de ti» me refiero al poder que tienen los santos y los ángeles que habitan en el cielo y que acuden a nuestro llamado tan pronto como este sale de nuestra boca ya que, como tal vez hayas oído decir, «el llamado exige respuesta»: esa es la consigna universal para que las huestes celestiales vengan a ayudarnos.

Por tanto, juntando los dos poderes, el de fuera de ti y el de dentro de ti, cuya Fuente es la misma, tienes la capacidad de obrar milagros en tu vida.

Así pues, es buena idea que empieces a acostumbrarte a invocar ese poder celestial para que acuda en tu ayuda.

Llegado a este punto te preguntas: «¿Y cómo lo hago?».

Pues muy fácil: haz el llamado invocando a Dios, a Sus ángeles, a Jesús, a la Virgen María, a Saint Germain, o a tus santos preferidos. Yo suelo recomendar, por ejemplo, para vencer hábitos como la glotonería, el miedo (a cambiar hábitos en tu vida o lo que sea), cualquier cosa que sea perjudicial para ti, que llames al Arcángel Miguel. Y le puedes decir algo así como:

> Arcángel Miguel, te pido que me ayudes a vencer este hábito de [la glotonería, la debilidad por el azúcar o cosas dulces, el chocolate, el café y vencer las tentaciones que me encuentre a lo largo del día] que afecta a mi salud, para que pueda cambiarlo por hábitos correctos que me ayuden a estar saludable y a [perder peso, curar mi hipertensión, mi diabetes, etc.]*.

También puedes invocar a tu Yo Superior, esa parte sabia de ti que está conectada con los planos celestiales, y cuando invoques a los ángeles o a Jesús o a tus santos o Maestros Ascendidos preferidos, añades: «Pido a mi Yo Superior (y a los ángeles o Maestros, etc.)» y a continuación formulas tu petición.

Es importante que cuando pidas lo que sea que desees resolver, lo hagas con todo el fuego o fervor de tu corazón,

---

* Entre paréntesis te doy algunos ejemplos de enfermedades o problemas de salud. Puedes mencionar el que a ti te esté afectando.

con un corazón sincero, contrito y determinado a solucionar el problema que sea que te esté afectando y te impida tener los hábitos correctos para estar sano o sana. Y por supuesto, debes estar dispuesto a cambiar esos hábitos, de modo que si te falta también la fuerza de voluntad, deberás asimismo pedirle al Arcángel Miguel que te la refuerce.

Por supuesto, esto puedes hacerlo simultáneamente a cualquier tratamiento médico o prescripción médica.

De hecho, si estás tomando medicamentos, es recomendable que los bendigas cada vez que los vayas a tomar pidiendo a Dios o a los ángeles que los carguen con Su Luz y Poder para que contribuyan a resolver el problema de salud que te aqueje hasta que tu cuerpo pueda suplir esa función por sí mismo. Pide también que tu elemental del cuerpo* te ayude a resolver esa situación y elimine de tu cuerpo los residuos químicos o sustancias de deshecho acumuladas.

En resumen, un llamado completo sería algo así como:

Amado Dios Padre/Madre, amado Arcángel Miguel, amados Jesús y Virgen María, amado Yo Superior, pido que me ayuden a vencer este hábito

---

* El elemental del cuerpo es una réplica de ti mismo pero algo más pequeño que tú, que pertenece al reino de la vida elemental, y te asiste en todas las funciones corporales. Se caracteriza por su obediencia, de manera que cuando decretes que «estás enfermo» o «estás mal» él te obedecerá prorrogando tu malestar. Dale las gracias por su servicio abnegado y envíale tu amor todos los días.

de [la glotonería, la debilidad por el azúcar o cosas dulces, el chocolate, el café y vencer las tentaciones que me encuentre a lo largo del día] que está afectando a mi salud, para que pueda cambiarlo por hábitos correctos que me ayuden a estar saludable y a [perder peso, curar mi hipertensión, mi diabetes, etc.].

Amado Arcángel Miguel, dame la fe y la fuerza de voluntad que necesito para realizar todos esos cambios necesarios en mi vida que afectan a mi salud.

También puedes utilizar afirmaciones breves y sencillas como:

YO SOY mi salud perfecta

YO SOY mi tiroides [o mi páncreas, mi estómago, mis órganos] perfecto/a

YO SOY mi metabolismo perfecto

YO SOY la Resurrección y la Vida de mi sistema digestivo [o reproductor, respiratorio, inmunológico, excretor, etc.]

Nota: Para más explicaciones y afirmaciones al Arcángel Miguel con relación a la salud, léase *Libre de ansiedad* (José Luis Belmonte, Flor de lis Ediciones, 2012) o *Afirmaciones liberadoras a la Llama Violeta* (José Luis Belmonte, Flor de lis Ediciones, 2011).

Para pedidos y
envíos de libros a domicilio

Porcia Ediciones, S.L.

C/ Aragón 621, 4º 1ª

08026 Barcelona (España)

Tel./ Fax (34) 93 245 54 76

o bien a:

Porcia Publishing Corp.

P. O. Box 831345

Miami, FL 33283 (USA)

Pedidos *Toll-Free*: 1 (866) 828-8972

Tel. (1) 305 364-0035

Fax (1) 786 573-0000

E-mail: porciaediciones@yahoo.com

www.porciaediciones.com

¿Desea enviarnos algún comentario sobre
La dieta del sentido común?

Esperamos que haya disfrutado al leerlo y que este libro ocupe un lugar especial en su biblioteca. Es nuestro mayor deseo complacer a nuestros lectores, y, por ello, nos sería de gran ayuda si rellenara y enviara esta hoja a:

Porcia Publishing Corp.

P. O. Box 831345

Miami, FL 33283 (USA)

Pedidos *Toll-Free*: 1 (866) 828-8972

Tel. (1) 305 364-0035

Fax (1) 786 573-0000

E-mail: **porciaediciones@yahoo.com**

www.porciaediciones.com

Comentarios:_____

_____

_____

¿Qué le llamó más la atención de este libro?_____

_____

_____

¿Autoriza a que publiquemos su comentario en la página web?

SÍ   NO

¿Quiere recibir un catálogo de libros?   SÍ   NO

Nombre: _____

Dirección: _____

Ciudad: _____ CP:_____

Provincia/Estado: _____ País:_____

Teléfono: _____ E-mail: _____

Línea de recorte

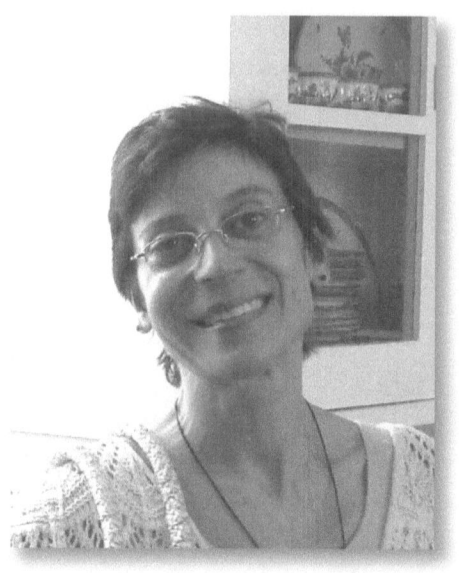

Judith Mestre (Barcelona, España, 1964) es editora y traductora de libros sobre espiritualidad. Interesada desde siempre en las dietas naturales, ha tomado clases de cocina macrobiótica en Barcelona (España) y Saint Gandens (Francia) entre 2002 y 2009.

Actualmente reside en Miami, Florida, con su esposo e hija, donde desarrolla su profesión en el mundo editorial y también ofrece clases de cocina.